BEI GRIN MACHT SICH IHR WISSEN BEZAHLT

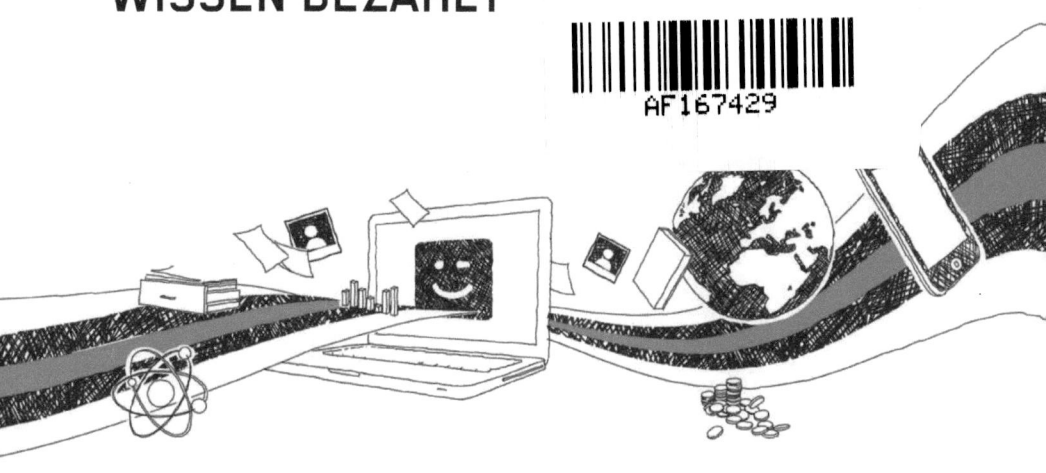

- Wir veröffentlichen Ihre Hausarbeit, Bachelor- und Masterarbeit

- Ihr eigenes eBook und Buch - weltweit in allen wichtigen Shops

- Verdienen Sie an jedem Verkauf

Jetzt bei www.GRIN.com hochladen und kostenlos publizieren

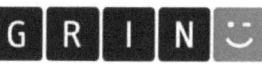

Strukturen und Organisation in der Gesundheitsversorgung

Gesundheitspolitik, Führung und Organisation

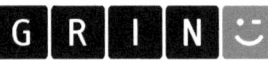

Bibliografische Information der Deutschen Nationalbibliothek:

Die Deutsche Nationalbibliothek verzeichnet diese Publikation in der Deutschen Nationalbibliografie; detaillierte bibliografische Daten sind im Internet über http://dnb.d-nb.de abrufbar.

ISBN: 9783389020159
Dieses Buch ist auch als E-Book erhältlich.

Druck und Bindung: Books on Demand GmbH, Norderstedt Germany
Gedruckt auf säurefreiem Papier aus verantwortungsvollen Quellen

Das vorliegende Werk wurde sorgfältig erarbeitet. Dennoch übernehmen Autoren und Verlag für die Richtigkeit von Angaben, Hinweisen, Links und Ratschlägen sowie eventuelle Druckfehler keine Haftung.

Das Buch bei GRIN: https://www.grin.com/document/1471921

Strukturen und Organisation in der Gesundheitsversorgung

Portfolio M02

12.03.2024

Inhaltsverzeichnis

Einleitung

In dem vorliegenden Portfolio werden die Lehrveranstaltungen zu den Themen Gesundheitspolitik, Einführung in die Führungstheorien und Organisationstheorien berücksichtigt. Zu den hier aufgelisteten Themengebieten, werden Schwerpunkte herauskristallisiert und bearbeitet.

Die Gesundheitspolitik ist ein entscheidender Bereich, der die Organisation, die Struktur und die Finanzierung des Gesundheitssystems in Deutschland regelt. Die Gestaltung der Gesundheitspolitik spielt eine zentrale Rolle bei der Sicherstellung der Patient*innenversorgung. Die Krankenhausreform ist ein bedeutendes Element der Gesundheitspolitik. In dieser Hausarbeit wird vermehrt der Fokus auf die Begrifflichkeiten der Gesundheitspolitik und der Auswirkungen der Krankenhausreform auf die Pädiatrie beschrieben. Die Anforderungen an die pflegerische und medizinische Versorgung stehen aufgrund der veränderten Versorgungsbedarfe stetig im Wandel. In der Folge ergeben sich neue Ansprüche an die Pflegeberufe und die Gesundheitspolitik. Das Dilemma der Kinderkliniken in Deutschland ist strukturell bedingt. Um den wirtschaftlichen Druck bei der Versorgung von Kindern und Jugendlichen zu mindern, wird Krankenhäusern für die Behandlung das Erlösvolumen angehoben. Die laufenden Betriebskosten werden über die Fallpauschalen von den Krankenkassen getragen. Dieses Finanzierungssystem kann die Leistungen der Kinder- und Jugendmedizin nicht auffangen. Immer mehr Kinderkliniken bauen Stellen ab, versorgen weniger Patient*innen oder schließen die Einrichtung. Aufgrund der herausfordernden gesellschaftlichen Veränderungen, der Arbeitsbedingungen und dem demographischen Wandel stehen die Institutionen vor Herausforderungen. Damit Mitarbeiter*innen lange in einem Unternehmen oder gar in dem Beruf bleiben, sind geeignete Führungskonzepte unerlässlich. In dieser Hausarbeit wird der Fokus auf den transformationalen Führungsstil gelegt. Die Personalentwicklung ist ein strategischer Ansatz, der darauf abzielt, die Fähigkeiten, Kompetenzen und Qualifikationen der Mitarbeiter*innen innerhalb einer Organisation zu fördern. In einer innovativen Arbeitswelt ist die kontinuierliche Weiterentwicklung der Mitarbeiter*innen entscheidend, um den wandelnden Anforderungen gerecht zu werden. Dies wird im letzten Teil der Hausarbeit aufgegriffen.

1. Einführung in die Gesundheitspolitik

Die Gesundheitspolitik bezieht sich auf die Entwicklung, die Umsetzung und Bewertung von Maßnahmen, die gesamtgesellschaftlich betrachtet werden. Hierzu zählen die politischen Entscheidungen, Gesetze, Finanzierung und die Organisation von Gesundheitsdiensten. Ebenso wichtig sind die Förderung der Gesundheit und die Prävention von Krankheiten. Die Ökonomisierung und die Einführung der DRG's führen unter dem steigenden Kostendruck und dem Wettbewerbsdruck zu einer Reduzierung von Fachkraftquoten, Liegezeitverkürzungen und zu einer Abwanderung von Pflegenden aus ihrem Beruf. Die Kinder- und Jugendmedizin beinhaltet alle Organbezogene Fachrichtungen, die in der Erwachsenenmedizin ebenfalls vertreten sind. Auf politischer Ebene wird die Versorgung der jüngsten Bevölkerungsgruppe nicht entsprechend berücksichtigt. Die medizinische Versorgung wird im politischen Prozess teilweise bis ganz vernachlässigt.

Folgende Frage wird in diesem Teil beantwortet:

„ Welche Besonderheiten ergeben sich aus der Kinder- und Jugendmedizin im Bezug auf die Krankenhaus-Reform?"

1.1 Begriffsbestimmung

„Die Gesundheitspolitik umfasst die Gesamtheit der staatlichen und nicht staatlichen Anstrengungen und Auseinandersetzungen im Hinblick auf bevölkerungs- bzw. gruppenbezogene Interventionen zur Förderung, Erhaltung und (Wieder-) Herstellung von Gesundheit sowie zur Bewältigung von Krankheit und ihrer Folgen"(BZgA, 2020, o.S).

Das normative Ziel der Gesundheitspolitik ist die Verbesserung der gesundheitlichen Lage der Bevölkerung mithilfe der Gesetzes Vorgaben. Die Gesundheitspolitik steht jedoch vor den gesellschaftlichen, politische und organisatorischen und ökonomischen Herausforderungen, die der demographische Wandelt mit sich bringt. Diese sich in der Qualität und Effizienz der gesundheitlichen Versorgung der Bevölkerung vor dem Hintergrund von vorhandene Ressourcen und einer wirtschaftlichen Finanzierung (vgl. Loer, 2022, S.1-3). Hinzukommen Herausforderungen für die Steuerung des deutschen Gesundheitssystems, als auch für die internationale politische Zusammenarbeit (vgl. BZgA, 2020, o.S.). Wesentliche Elemente der Gesundheitspolitik sind demnach die Zielformulierung, die Finanzierung, die Maßnahmengestaltung, die Qualitätssicherung und-entwicklung.

Die Krankenhausreform von Gesundheitsminister Karl Lauterbach zielt darauf ab, das Gesundheitssystem in Deutschland effizienter und patientenorientierter zu gestalten. Als Experte setzt er sich für eine Stärkung der Primärversorgung und eine erfolgreiche Vernetzung der verschiedenen Gesundheitseinrichtungen, wie beispielsweise dem Krankenhaus, ein. Mit der Neuausrichtung der Finanzierungen sollen Qualitätsstandards verbessert werden. Zudem strebt Karl Lauterbach eine bessere Vergütung von Pflegefachpersonen und eine Berücksichtigung von präventiven und rehabilitativen Maßnahmen an. Seine Reformvorschlage zielen auf eine Versorgungssteigerung und die Wirtschaftlichkeit des Gesundheitssystems langfristig zu sichern (vgl. Loer, 2022, S. 21-23).

1.2 Die Rolle von Karl Lauterbach in der Gesundheitspolitik

Karl Lauterbach spielt eine maßgebliche Rolle, als SPD- Politiker in der deutschen Gesundheitspolitik. Als Gesundheitsexperte setzt er sich intensiv für eine nachhaltige Verbesserung des deutschen Gesundheitssystems ein (vgl. BMG, 2023, S.1-2). Seine Expertise und sein Einsatz während der Covid-19 Pandemien haben ihn zu einer zentralen Figur in der Öffentlichkeit gemacht. Lauterbach setzt sich für Prävention und Gesundheitsförderung, Digitalisierung im Gesundheitswesen und eine umfassende Gesundheitsreform ein (vgl. BMG, 2023, o.s.). Seine pragmatische Herangehensweise und sein Auftreten spiegeln sich in seiner politischen Entscheidungsfindung und der öffentlichen Gesundheitsdebatte wieder. Seine Forderungen nach einer Stärkung des öffentlichen Gesundheitswesens und einer besseren Vorbereitung auf zukünftige Gesundheitsrisiken finden Befürworter und Kritiker wieder. Lauterbach betont die Bedeutung von wissenschaftlich fundierten Strategien und Maßnahmen und einer internationalen Zusammenarbeit. Sein Einsatz für transparente Kommunikation und evidenzbasierter Entscheidungsfindung hilft die globalen Gesundheitsprobleme anzugehen (vgl. BMG, 2023, o.s.) Er stärkt das Vertrauen in die Gesundheitspolitik. Dennoch wird er mit kontroversen und kritischen Standpunkten konfrontiert. Insgesamt prägt Karl Lauterbach eine moderne Gesundheitspolitik die Diskussionen und Entwicklungen in diesem Bereich mit sich bringen. Seine Rolle als Gesundheitspolitiker zeigt sich außerhalb der Krisenbewältigung in der langfristigen Gestaltung des Gesundheitssystems (vgl. BMG, 2023, o.s.). Seine Aufgabe ist es eine gerechte Verteilung von Ressourcen zu gestalten und die Bedeutung von Prävention zu betonen (vgl. Loer, 2022, S.28-29).

Seine Forderungen nach einer besseren Finanzierung im Gesundheitswesen und die Stärkung der Pflegeberufe verdeutlichen das Bestreben, die Arbeitsbedingungen anzupassen. International koordiniert er die globale Gesundheitspolitik. Seine Erfahrungen als Epidemiologe und seine politische Expertise lassen ihn zu einem wichtigen Akteur in der Gesundheitspolitik werden. Insgesamt prägt er durch seine Ideen die Gesundheitspolitik in Deutschland.

1.2.1 Hintergrund und Ziele der Krankenhausreform von Lauterbach

Die Ziele einer Krankenhausreform können vielfältig sein und sind abhängig von bestehenden Herausforderungen im Gesundheitswesen eines Landes. Typischerweise streben sie jedoch die Effizienzsteigerung und Wirtschaftlichkeit von Krankenhäusern an, um ihre Ressourcen optimal nutzen zu können (vgl. BMG, 2023, S.1). Ziel der Krankenhausreform ist eine Qualitätsverbesserung, die medizinische Versorgungsqualität und die Patient*innensicherheit mithilfe von klaren Standards und Qualitätskontrollen steigert. Reformen können darauf abzielen, Patient*innenerfahrungen zu verbessern und eine stärkere Einbindung in den Entscheidungsprozess zu begünstigen (vgl. BMG, 2023, S.2-4). Zusätzlich zielt sie darauf ab, steigende Gesundheitskosten zu kontrollieren und zu identifizieren. In einigen Fällen zielen Krankenhausreformen auf die Struktur- und Kapazitätsanpassung ab. Sie passt die aktuellen und zukünftigen Bedürfnisse an. Die Verlagerung von der stationären in die ambulante Versorgung, als auch die präventiven Methoden können ebenfalls Ziele sein (vgl. BMG, 2023, S.11-12). Zudem wird die Digitalisierung im Gesundheitssystem vorangetrieben, um Prozesse zu optimieren. Die Ziele können jedoch, je nach Herausforderungen und Prioritäten eines Landes, variieren.

1.2.2 Auswirkungen der Reform auf das Gesundheitssystem

Das Bundesministerium (BMG) konkretisierte seine Planungen für eine Reform der Krankenhausfinanzierung im Bereich der Kinder- und Jugendmedizin. Ein Änderungsantrag für das Krankenhauspflegeentlastungsgesetz sieht vor, das Erlösvolumen im kommenden Jahr 2024 für pädiatrische Fälle anzuheben (vgl. Barmer, 2022, S.1). Die Krankenhausreform bietet einer großen Chance für die pädiatrische Versorgung. Sie möchte der chronischen Unterversorgung der Kinder-

und Jugendmedizin entgegenwirken und die Zahl der bestreitbaren Klinikbetten vorantreiben.

1.2.3 Besonderheiten der Kinder und Jugendmedizin

Die Klinik für Kinder- und Jugendmedizin beinhaltet alle Organ-bezogenen Fachrichtungen, genau wie in der Erwachsenenmedizin. Dennoch wird auf politischer Ebene in mehreren medizinischen Bereichen dies nicht entsprechend berücksichtigt. Die Lage in der medizinischen Versorgung von Kindern und Jugendlichen spitzt sich weiter zu. Anders als in der Erwachsenenmedizin gibt es weniger planbare Krankenhausaufenthalte (vgl. Rodeck, 2023, S.143-144).

Kliniken/Abteilungen für Kinder und Jugendliche richtig finanzieren

Kliniken und Abteilungen der Kinder und Jugendmedizin leiden unter einer chronischen Unterfinanzierung. Ursache der Dauerkrise ist eine systembedingte Unterfinanzierung. Der ökonomische Druck stieg in den vergangenen Jahren stark an. Mit der geplanten Krankenhausreform möchte dies verhindert werden. Um wirtschaftlich arbeiten zu können arbeiten Kinderkliniken unter gerade noch leitbaren Personaldruck (vgl. Rodeck, 2023, S.142-143). Die stationäre und die ambulante Versorgung können mithilfe von Bund und Ländern langfristig gesichert werden. Die Pädiatrie (Kinder und Jugendmedizin) umfasst ein breites Spektrum an Spezialisierungen. Eine gelingende Krankenhausreform kann nur funktionieren, wenn die Leistungsgruppen der Erwachsenenmedizin berücksichtigt werden und die Länder müssen ihren Verpflichtungen im Rahmen der dualen Krankenhausreform nachkommen (vgl. DGKJ, 2023, S.1-3). Durch fehlende oder mangelnde Investitionsfinanzierung müssen Krankenhäuser ihre bestandserhaltenden Investitionen aus den DRG-Erlösen querfinanzieren. In der Vergangenheit führt diese Einsparung im Personalbudget zum Fachkräftemangel. Der Kostendruck erzeugt den Personal-/ und Stellenabbau, der wiederum mit Bettenschließungen verbunden ist (vgl. DGKJ, 2023, S.1-3).

Neuregelungen der ärztlichen Approbationsordnung-Pädiatrie nicht vernachlässigen

Die Kinder und Jugendmedizin sind, genau wie die Allgemeinmedizin, für die ärztliche Primärversorgung unverzichtbar. Rund 7.500 niedergelassene Kinder- und Jugend Ärzt*innen bilden eine unverzichtbare Schnittstelle in der häuslichen

Versorgung. Ein wichtiges Anliegen bei der Überarbeitung der Approbationsordnung ist die Stärkung der hausärztlichen Versorgung. Angesichts dessen ist nicht nachvollziehbar, weswegen die Streichung jegliche Pflichtveranstaltungen der Pädiatrie im Medizinstudium laut der Verordnungsentwürfen zur Neuregelung der hausärztlichen Versorgung herausfällt. Dies hat zur Folge, dass Kompetenzen und Erfahrungen für die Kinder und Jugendmedizin nicht erworben werden können (vgl. DGKJ, 2023, S.1-2). Um die Versorgungsqualität der Kinder und Jugendlichen in Deutschland zu gewährleisten, muss das verpflichtende Blockpraktikum nicht aus der Prüfungsrelevanz fallen (vgl. DGKJ, 2023, S.1-2).

2. Führungstheorien

Die Gesundheits- und Krankenhausversorgung stehen aktuell unter einem enormen Veränderungsdruck. Gerade in der Kinder- und Jugendmedizin zeigen sich aktuell die Auswirkungen deutlich. Eine Herausforderung, die neue Konzepte und Möglichkeiten aufsuchen. Magnetkrankenhäuser sind Einrichtungen, in denen Pflegende eine hohe Fachkompetenz nachweisen, die exzellente Patient*innenergebnisse erzielen. Dieses Kapitel befasst sich mit dem Konzept hinter dem Modell und welche Rolle es für die Pädiatrie mit sich zieht.

Folgende Frage wird in diesem Kapitel bearbeitet:

*„Worin besteht die Besonderheit dieses amerikanischen Konzeptes und wie wirkt sich der transformationale Führungsstil auf die Mitarbeiter*innen aus?"*

2.1 Das US-amerikanisches Konzept „Magnetkrankenhaus"

In den 1980er Jahren das Pflegesystem und der Gesundheitssektor in den USA vor ökonomischen und personellen Herausforderungen. Viele Krankenhäuser erlebten den breitgefächerten Fachkräftemangel entgegen. Trotzdessen deuteten einige Ergebnisse daraufhin, dass einzelne Krankenhäuser mit ihren Patient*innenergebnisse hervorstachen und dies sich positiv auf Angehörige, Beschäftigte und Patient*innen auswirkte (vgl. Lutterbey und Kocks 2016, S.163). Diese zogen Pflegende magisch an. Die American Academy of Nursing (AAN) beschäftigte sich mit dem Hintergrund, warum diese Krankenhäuser sich in den Ergebnissen unterscheiden. Es konnten 14 Faktoren identifiziert werden, die den Kern des Magnetkrankenhaus-Konzepts bilden. Diese bilden die Basis des anerkannten Zertifizierungsverfahrens (vgl. Lutterbey und Kocks 2016, S.163-164). Die 14 als positiv herausgestellten Magnetkräfte finden sich in den fünf Kernkomponenten des Modells wieder. Hierzu bauen Magnetkrankenhäuser auf eine offene Kommunikation zwischen allen Berufsgruppen und einen gut gemischten Personalmix auf (vgl. Hilgarth, 2021, S.10). Zwei Ziele werden hierbei deutlich. Zum einen die Mitarbeiter*innen Zufriedenheit und zum Anderen die besten Patient*innenergebnisse.

2.2 Die fünf Komponente des Magnetmodells

Das Magnetmodell bezieht sich auf die Anziehungskraft zwischen verschiedenen Persönlichkeitstypen. Folgende Kernaussage lässt sich aus den fünf Komponenten ableiten:

„Durch eine visionäre, zukunftsorientierte gerichtete Mitarbeiter*innenführung, das Übertragen von Verantwortung, die Förderung von Innovationen und einer fundierten, an aktuellen Erkenntnissen ausgerichteten Pflegepraxis sowie durch die konsequente Erfassung und Bewertung pflegesensiblen Kennzahlen wird die Berufsgruppe der Pflege gestärkt, das Arbeiten attraktiv und die Patient*innenergebnisse verbessert" (Lutterbey und Kocks 2016, S.163). Die erste Komponente ist die Anziehung. Das Modell der 14 Kräfte des Magnetismus wird in fünf Modellkomponenten aufgeteilt (siehe Anhang 1&2). Diese bei der Gestaltung zukünftiger Veränderungen innerhalb einer Organisation helfen. Jeder dieser fünf Kategorien enthält Inhalte an Verhaltensweisen, Strukturen und Strategien, die sich auf verschiedene Bereiche des Gesundheitswesens beziehen (vgl. Rudolph, 2022, S.20-21). Die erste Komponente ist die tranformationale Führung, die im unteren Teil (2.3) eine größere Bedeutung und Erläuterung findet. Darunter werden Charakteristika von Pflegeführungskräft*innen zusammengefasst. Die zweite Komponente ist das Strukturelle Empowerment. Die Pflege ist auf allen Organisationsebenen in die Entscheidungsprozesse eingebunden. Zusätzlich entscheidet sie selbstständig über ihre Pflegepraxis. Die Mitarbeiter*innen werden in ihrer Weiterentwicklung gefördert und das Arbeitsklima ist wertschätzend und respektvoll (vgl. Rudolph, 2022, S.20-21). Die dritte Komponente bildet die vorbildliche professionelle Praxis. Das Pflegepersonal arbeitet auf Basis evidenzbasierten Pflegemodellen. Jeder hat ein ausgeprägtes Pflegeverständnis kann gegenüber Patient*innen und Angehörigen professionell artikulieren. Die

Zusammenarbeit in einem multiprofessionellen Team ist selbstverständlich. Die vierte Komponente ist neues Wissen, Innovationen und Verbesserungen (vgl. Rudolph, 2022, S. 20-21). Hier geht es um die neu Orientierung von Erkenntnissen der Pflegeforschung. Die Einrichtungsinternen Prozesse werden überdenkt oder korrigiert. Die letzte Komponente ist das empirische Outcome. Es finden kontinuierlich Qualitätsprüfungen statt. Das heißt, die Mitarbeiter*innen, als auch die Patient*innenzufriedenheit wird gemessen und welchen Einfluss dies auf die Arbeit in der Institution mit sich bringt. Zudem dienen die internen Messungen Vergleiche zu anderen Einrichtungen zu ziehen.

2.3 Transformationale Führung

Der tranformationale Führungsstil ist ein inspirierender und motivierender Führungsstil, um Mitarbeiter*innen zu befähigen, über ihre eigenen Interessen und Potenziale hinaus zu wachsen. Transformationale Führung zielt darauf ab, positive Veränderungen im eigenen Handeln und Denken zu bewirken (vgl. Pelz, 2016, S.97). Dieser Führungsstil umfasst visionäres Denken, die Förderung von Kreativität, das Setzen oftmals hoher Anforderungen und die persönliche Unterstützung. Damit langfristig, positive Veränderungen erreicht werden, liegt der Fokus auf der Transformation von Individuen und Teams (vgl. Teschl, 2023, S.42). Der transformationale Führungsstil verfolgt mehrere Ziele. Es strebt nach Inspiration und Motivation, um über sich selbst hinauswachsen zu können und höhere Leistungen erzielen zu können. Die Leitungsebene ermutigt Mitarbeiter*innen kreativ zu denken und ihre Ideen einzubringen (vgl. Pelz, 2016, S.97). Diese sich positiv auf Veränderungen in der Organisation auswirken. Der Führungsstil beinhaltet oft eine klare Vision und Mission, die klar kommuniziert wird. Persönliche Entwicklung im Kontext des Führungsstils ist wichtig, damit eine gemeinsame Identität geschaffen und die berufliche Entwicklung gefördert wird. Mithilfe einer offenen Kommunikation fördert der transformationale Führungsstil Vertrauen und eine interprofessionelle Zusammenarbeit im Team (vgl. Teschl, 2023, S.42-43). Ein zentrales Ziel besteht darin, langfristig positive Veränderungen auf individueller, persönlicher und organisatorischer Ebene zu erreichen. Insgesamt strebt er danach, eine inspirierende Umgebung zu schaffen und das Potenzial der Mitarbeiter*innen zu entfalten.

Durch inspirierende Visionen und persönlicher Unterstützung werden motiviert, über ihre alltäglichen Anforderungen hinauszuwachsen. Die Förderung des kreativen

Denkens kann zu einer verbesserten Leistungsfähigkeit führen und ermutigt neue Herausforderungen zu bewältigen (vgl. Teschl, 2023, S.44). Eine klare und offene Kommunikation der vereinbarten Zielen und Visionen ermöglicht eine stärker Identifikation mit der Arbeitsstelle und der Sinnhaftigkeit ihrer Arbeit. Persönliche Entwicklung ist ein Prozess und führt zu einer Weiterentwicklung der Kompetenzen. Die Zufriedenheit der Mitarbeiter*innen neigt zu einer starken und zufriedenen Arbeitsmoral. Die Förderung der Teamarbeit betont gemeinsame Ziele und stärkt den Zusammenhalt im Team.

3. Organisationstheorien

3.1 Definition von Personalentwicklung
Wie wird Personalentwicklung in der Pflege definiert?

Derzeit gibt es kein einheitliches Verständnis darüber, was genau Personalentwicklung (PE) ist. In einem weiteren Verständnis der Begrifflichkeit mein Personalentwicklung:

> *„ alle Maßnahmen der Bildung, der Förderung und der Organisationsentwicklung, die zielgerecht, systematisch und methodisch geplant, realisiert und evaluiert werden." (Becker, 2013).*

Personalentwicklung soll demnach die Entwicklung eines Unternehmens durch ausreichend motivierte und qualifizierte Mitarbeiter*innen zur Verfügung stellen und langfristig binden (vgl. Staneker, 2011, S.6). Der Mensch stellt, nicht wie in anderen Berufsfeldern, auch in Zukunft eine entscheidende Bedeutung für die Qualität der Pflege dar. Damit ist die Aufgabe der Personalentwicklung in der Pflege, die Arbeits- und Rahmenbedingungen so anzupassen, dass die Leistungsfähigkeit und Qualifikationen der Pflegefachpersonen erhalten bleiben. Hierunter zählt die Weiterentwicklung der Führungskompetenzen, speziell der Leitungsebene, sowie die organisatorischen Verantwortlichkeiten (vgl. Gaßmann, 2019, S.2-3). Mit Blick auf den demographischen Wandel und dem zunehmenden Fachkräftemangel besteht die zentrale Aufgabe der Personalentwicklung in der Pflege, in der Sicherstellung des benötigten Personals durch Maßnahmen der Gewinnung und Bindung an die Einrichtung (vgl. Gaßmann, 2019, S.2-3).

3.2 Aufgaben und Ziele der Personalentwicklung

Zu den Aufgaben der Personalentwicklung zählen die Kompetenz auf Bedürfnisse und Qualifikationen der Mitarbeiter*innen einzugehen und die Unternehmensziele zu erreichen. Diese reichen von der personalen Ebene (Führungsstil, Aus-/Fort-/ und Weiterbildung, Aufstiegschancen) bis hin zur organisatorischen und gesellschaftlichen Ebene (Organisationskultur). Ausreichend sind demnach keine Verbesserung der Wettbewerbssituation und die Unternehmenserfolge, sondern bedarfsorientierte Ziele, die auf mehreren Ebenen betrachtet werden können.

Zu den unternehmensbezogenen Zielen der Personalentwicklung gehört die Sicherung des notwendigen Fach- und Führungskräftebestandes, die größere Abhängigkeit von externen Arbeitsmärkten und das Erkennen und Fördern von Nachwuchsführungskräft*innen (vgl. Gaßmann, 2019, S.5). Weitere Ziele sind die Verbesserung der fachlichen Qualifikationen der Mitarbeiter*innen durch gezielte Weiterbildungsmaßnahmen und die Motivationssteigerung durch gezielte Personalentwicklungsmaßnahmen. Dies soll zu einer langfristigen Bindung an die Einrichtung führen (vgl. Staneker, 2011, S.9-10). Mithilfe der Nachwuchsförderung und dem Talentmanagement können Nachwuchskräft*innen zu potenziellen Führungskräften identifiziert und entwickelt werden. Der demographische Wandel hat zur Folge, dass sich Rahmenbedingungen ändern oder angepasst werden. Personalentwicklung nutzt diese und stärkt mithilfe von speziellem Training und Schulungen die Anpassungsfähigkeit der Mitarbeiter*innen (vgl. Rieken et al., 2019, S.6-7). So werden Sie auf die veränderten Anforderungen aufmerksam und können sich auf diese einstellen. Allgemein nutzt und erkennt die Personalentwicklung die individuellen Stärken und Potenziale ihrer Mitarbeiter*innen, um sie bestmöglich für das Unternehmen einzusetzen. Die Personalbeschaffungskosten können durch eine geringere Fluktuation verringert werden.

Aus Sicht der Mitarbeiter*innen sind die wichtigsten Ziele:

- Die Förderung der beruflichen Entwicklung und Karriereplanung
- Die Verbesserung der fachlichen und persönlichen Kompetenzen
- Die Steigerung der Mitarbeiter*innenzufriedenheit und -motivation
- Die Interprofessionelle und kooperative Zusammenarbeit im Team
- Das Erkennen und Stärken der Führungskompetenzen
- Die Förderung der Eigenständigkeit und Verantwortung

- Die Schaffung einer positiven Arbeitsatmosphäre
- Die Steigerung der Mitarbeiter*innenbindung
- Und die Förderung der Inklusion und Diversität in einem Team

Kurz gesagt ist es wichtig, dass die fachlichen und personellen Qualifikationen erkannt und aufrechterhalten werden und potenzielle Führungskompetenzen genutzt werden, um Karriere- und Laufbahnmöglichkeiten und eine geringere Fluktuation zu verhindern (vgl. Rieken et al., 2019, S.7-8). Aufgabe der Personalentwicklung ist es individuelle Bedürfnisse und Fähigkeiten der Mitarbeiter*innen zu erfassen und mit den Unternehmenszielen in Einklang zu bringen.

Auf der dritten und letzten Ebene befindet sich die gesellschaftpolitische Ebene. Hierrunter zählt die langfristige Beschäftigungssicherung, die optimale Allokation der Personalressourcen und die Chancengleichheit der Mitarbeiter*innen im Mittelpunkt. Durch gezielte Personalentwicklungsmaßnahmen sollen alle Menschen die Möglichkeit erhalten, sich beruflich weiterentwickeln zu können und aufzusteigen (vgl. Rieken et al., 2019, S.16). Die Personalentwicklung trägt dazu bei, benachteiligte oder sozialschwache Bevölkerungsgruppen in den Arbeitsmarkt zu integrieren und ihre beruflichen Perspektiven zu verbessern. Mithilfe von gezielten Maßnahmen können Vielfalt und Diversität gefördert werden. Diskriminierung am Arbeitsplatz soll bekämpft werden und ein offenes und inklusives Arbeitsklima geschaffen werden. Indem Unternehmen in die Personalentwicklung investieren, leisten Sie einen Beitrag zu gesellschaftlichen Weiterentwicklung und wirken dem Fachkräft*innenmangel entgegen. Gerade im Dienstleistungsbereich der Pflege stellt die Qualität der Pflege einen entscheidenden Faktor zur Qualifizierung der Mitarbeiter*innen dar (vgl. Rieken et al., 2019, S.10-12). Diese Qualifikationen können nur durch die Berücksichtigung der individuellen Interessen berücksichtigt werden.

3.3 Bedeutung von Personalentwicklung in der Pflege

Personalentwicklung in der Pflege hat eine hohe Bedeutung für die Qualität der Versorgungsqualität und Pflegeleistung in der Patient*innenversorgung. Mithilfe von gezielten Fortbildungsmaßnahmen können Pflegefachpersonen ihre Fähigkeiten und Kenntnisse verbessern und sich auf spezielle Bereiche spezialisieren. Dies trägt zu einer bedürfnisorientierten Patient*innenversorgung bei, die eine qualitativ hochwertige Pflege voraussetzt. Darüber hinaus fördert die Personalentwicklung in der Pflege die Motivation und Arbeitszufriedenheit der Mitarbeiter*innen. Wenn Pflegefachpersonen die Möglichkeit geboten werden, sich beruflich und persönlich weiterzuentwickeln, steigert dies die Arbeitszufriedenheit und die Bindung an das Unternehmen. Sie sind in der Regel motivierter einfühlsamer im Patient*innen Kontakt. Ein weiterer Aspekt der Bedeutung der Personalentwicklung in der Pflege ist die Sicherstellung eines ausreichenden Personalbedarfs. Mithilfe von gezielten Weiterbildungsmaßnahmen können Pflegefachpersonen ermutigt werden, in ihrem Beruf zu bleiben und weiter zu entwickeln. Gerade in Zeiten des Fachkräftemangels ist es zunehmend schwer, qualifizierte Fachkräft*innen zu finden und zu binden. Insgesamt lässt sich sagen, dass Personalentwicklung in der Pflege eine zentrale Bedeutung für die Qualität der Patient*innenversorgung erhält. Zusätzlich weckt die Personalentwicklung die Motivation der Mitarbeiter*innen und die Sicherstellung eines ausreichend gedeckten Fachkräftebedarfs. Demnach müssen Unternehmen in die Weiterbildung und Entwicklung des Pflegepersonals investieren, um langfristig erfolgreich sein zu können.

3.4 Handlungsempfehlungen für die Personalentwicklung in der Pflege

Im Pflege- und Gesundheitswesen findet sich wenig spezifische Fachliteratur zu den Begrifflichkeiten der Personalentwicklung und Handlungsempfehlungen. Die Personalentwicklung stellt einen wichtigen Bereich der Pflegequalität dar. Dieser muss ständig weiterentwickelt werden. Um die Mitarbeiter*innenzufriedenheit zu stärken und die Versorgungsqualität zu gewährleisten sind bestimmte Handlungsempfehlungen notwendig.

Zunächst ist es wichtig, dass die Personalentwicklung systematisch geplant und strukturiert wird. Dazu zählt die Erstellung eines Personalentwicklungskonzepts. Hier sind Ziele, Maßnahmen und Verantwortlichkeiten klar definiert. Eine regelmäßige Überprüfung und Kontrolle, um die aktuellen Anforderungen zu berücksichtigen ist empfehlenswert. Desweiteren ist die Einbindung der Mitarbeiter*innen entscheidend. Dies erfolgt durch regelmäßige Mitarbeiter*innengespräche, Feedbackrunden oder Bedarfsanalysen statt. Auf diese Weise können individuelle Entwicklungsziele festgelegt und entsprechende Weiterbildungsmaßnahmen geplant werden. Eine weitere Handlungsempfehlung für die Personalentwicklung in der Pflege ist die Förderung von fachlichen und persönlichen Kompetenzen. Mithilfe von Mentoring-Programmen und spezifischem Coaching kann dies unterstützt werden. Auch die

Einführung von Qualitätsstandards und Zertifizierungen kann dazu beitragen, die Qualität in der Pflege zu steigern. Darüber hinaus ist die Vorbildfunktion einer Führungskraft wichtig, um Mitarbeiter*innen aktiv zu unterstützen. Sie sollten regelmäßig Feedbackgespräche führen, ihre Mitarbeitenden motivieren und die Entwicklungspotenziale erkennen.

Zusammenfassend lässt sich sagen, dass die Personalentwicklung in der Pflege ein kontinuierlicher und weiterentwickelnder Prozess ist. Der eine systematische Planung, die Einbindung der Mitarbeiter*innen, die Förderung der fachlichen und persönlichen Kompetenzen und die Unterstützung durch die Führungskräft*innen erfordert. Alles in allem wird die Qualität der Pflegeleistung und Versorgungsqualität verbessert und die Zufriedenheit am Arbeitsplatz erhöht.

3.4.1 Personalentwicklung am Beispiel der Weiterbildung zur Chest Pain Unit

Die Weiterbildung zur Chest Pain Unit ist ein wichtiger Schritt, um sich als Notaufnahme zur Chest Pain Unit zu zertifizieren. Sie umfasst verschiedene Aspekte der Diagnose und Behandlung von akutem Brustschmerz. Eine Chest Pain Unit ist eine spezialisierte Einheit in einer Notaufnahme, die sich spezialisiert auf Patient*innen mit Brustschmerzen (vgl. Giannitsis et al., 2020, S.466). Zur Weiterbildung gehört die Identifizierung von lebensbedrohlichen Ursachen von Brustschmerzen wie Herzinfarkt, Lungenembolie oder anderen schwerwiegenden Erkrankungen. Pflegefachpersonen erlernen eine schnelle und effektive Durchführung von diagnostischen Tests wie EKG (Echokardiografie), Blutuntersuchungen und Bildgebungen (vgl. Giannitsis et al., 2020, S.470-471). Hinzu kommt die Kompetenz der Bereitstellung einer angemessenen medikamentösen Therapie und Überwachung der Patient*innen. Darüber hinaus umfasst die Weiterbildung zur Chest Pain Unit, die Schulung in der Kommunikation und Beratung mit Patient*innen und deren Angehörigen über ihre Diagnose und Behandlung zu informieren und Unterstützungsmöglichkeiten aufzuzeigen (vgl. Giannitsis et al., 2020, S.470-471). Wichtig ist, dass Pflegefachpersonen ausgebildet sind, um eine schnelle und genaue Diagnose stellen zu können. Die Weiterbildung umfasst theoretische Grundlagen und praktische Aufgaben. Elemente wie Vorlesungen, Seminare, Workshops, Fallstudien und praktische Übungen sind Teil der Weiterbildung. Ziel ist eine Verbesserung der Kenntnisse und Fähigkeiten zum Thema Brustschmerz und welche neusten Techniken und Erkenntnisse die

Pflegefachpersonen daraus ziehen. Insgesamt ist die Weiterbildung zur Chest Pain Unit eine Maßnahme, um die Notaufnahme zu zertifizieren und die Qualität der Patient*innen sicherzustellen. Mithilfe der fundierten Weiterbildung können qualifizierte Pflegefachpersonen dazu beitragen, Leben zu retten und die Gesundheit der Patient*innen zu gewährleisten.

Eine Zertifizierung für eine Chest Pain Unit ist ein wichtiger Schritt, um die Versorgungsqualität zu gewährleisten. Eine solche Zertifizierung zeigt, dass ein Krankenhaus die erforderlichen Standards und Richtlinien erfüllt. Um diese zu erhalten, müssen bestimmte Kriterien erfüllt werden (vgl. Giannitsis et al., 2020, S.476-477).

1. Die Verfügbarkeit von spezialisierten medizinischen und pflegerischen Personals
2. Die Erfüllung der erforderlichen Standards und Richtlinien, die national und international festgelegt wurde
3. Den Antrag auf Zertifizierung stellen
4. Die Vor-Ort-Inspektion durch die Zertifizierungsstelle
5. Die Bewertung und Zertifizierung selbst
6. Die Überwachung und Re-Zertifizierung

Es ist wichtig, dass eine Chest Pain Unit die Standards und Richtlinien kontinuierlich erfüllt. Es wird sichergestellt, dass die Einrichtung über die erforderlichen Ressourcen verfügt, um die Versorgung der Zielgruppe mit Brustschmerz sicher zu stellen. Ansonsten kann die Zertifizierung nicht aufrechterhalten werden (vgl. Giannitsis et al., 2020, S.476-477).

Schlussfolgerung

Die Flächendeckende Versorgungslücke im Bereich der Kinder- und Jugendmedizin nimmt in den kommenden Jahren weiter zu, wenn nicht aktiv dagegen gesteuert wird. Immer häufiger kommt es zu Versorgungsengpässen und den daraus resultierende Schließungen. Nicht die Medizin muss sich das Fallpauschalsystem angepasst werden, das System muss lernen Kinder und Jugendlichen eine hervorragende Versorgung zu gewährleisten, die für die Einrichtungen finanzierbar ist. Nur eine Umstrukturierung des Vergütungssystems zeigt langfristig Veränderungen in Deutschland. Es ist wichtig zu beachten, dass die Wirkung des transformationalen Führungsstils, je nach individuellen Kompetenzen, Anforderungen und Qualifikationen, variieren kann. Verallgemeinert lässt sich sagen, dass viele Mitarbeiter*innen positiv auf den Führungsstil ansprechen. Die Personalentwicklung in der Pflege spielt eine entscheidende Rolle, um die Qualität der Patient*innenversorgung zu gewährleisten. Durch gezielte Fortbildungen, Schulungen und beruflichen Weiterentwicklungsmöglichkeiten können Pflegefachpersonen ihre Fähigkeiten erweitern. Ein professionell entwickeltes Pflegepersonal ist nicht nur für die individuelle berufliche Zufriedenheit zuständig, sondern auch für die Effektivität und Effizienz des Gesundheitssystems. Investitionen in die Personalentwicklung tragen zur Sicherstellung einer qualitativ hochwertigen Pflege bei. Zukunftsorientiert bedeutet dies, dass Mitarbeiter*innen in Pflegeeinrichtungen eine wichtige Ressource sind, um in der Zukunft bestehen zu bleiben. Durch die Personalentwicklung und einem geeigneten Führungsstil lassen sich die Bedarfe der Mitarbeiter*innen aufdecken und durch gezielte Maßnahmen abgedeckt. Zufriedenheit und Motivation ist der Schlüssel, um langfristig an die Einrichtung zu binden. Die Personalentwicklung leistet einen wesentlichen Teil zur Professionalisierung der Pflege bei. Pflegeeinrichtungen müssen selbst für hoch qualifiziertes Personal sorgen und dies fördern.

Mitarbeiter*innen langfristig an die Einrichtung zu binden stellt das Organisationsmanagement (Personalmanagement) und die Einrichtung selbst vor große Herausforderungen. Um ausreichend professionelle und qualifizierte Pflegefachpersonen in der Einrichtung zu halten, bedarf es eines attraktiven und innovativen Arbeitsplatzes. Das Konzept der Magnetkrankenhäuser stellt diesen Arbeitsplatz dar. Krankenhäuser sollten sich die Frage stellen, wie es ihnen gelingt, trotz der Rahmenbedingungen und der zunehmenden Arbeitsverdichtung dank es

Fachkräftemangels, ihre Mitarbeiter*innen an ihre Einrichtung zu binden und dem Wettbewerb mit anderen stationären Einrichtungen standhaft zu bleiben. Es ist wichtig zu beachten, dass die Wirkung des transformationalen Führungsstils, je nach individuellen Kompetenzen, Anforderungen und Qualifikationen, variieren kann.

Um diese Arbeit abzuschließen zitiere ich zuletzt Linda Aiken, Direktorin der school of nursing der University of Pennsylvania und Begründerin des Magnetkrankenhauses. Sie sagt folgendes:

„Nurses feel personally responsible for providing safe and effective care,...If they are working in an environment where they can't control the resources to meet patient's needs, there is no way to do algood job." (...)

Mit anderen Worten, wenn Pflegefachpersonen nicht die Ressource, die sie für eine optimal Patient*innen Versorgung benötigen, bereitgestellt werden, verlassen sie deswegen ihren Arbeitsplatz oder gar ihren Beruf. Einrichtungen sollten demnach in Zeiten des intensiven Wettbewerbs und den Bedarf an Pflegefachpersonen die Tatsache berücksichtigen und reagieren. Hierfür sind die Magnetkrankenhäuser ein Vorbild, an denen sich andere Einrichtungen orientieren sollten, um voneinander lernen zu können.

Anlagen

1.) Abrufbar unter: https://www.nursing.theclinics.com/article/S0029-6465(10)00101-5/abstract/zuletzt abgerufen am 11.03.2024.

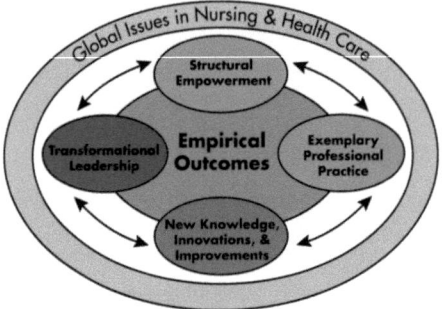

2.) Abrufbar unter: https://www.bibliomed-pflege.de/news/29490-anziehende-kliniken, zuletzt abgerufen am 11.03.2024

Kräfte des Magnetismus

Qualität der pflegerischen Führung

Organisationsstrukturen

Managementstil

Personalpolitik und -programme

Professionelles Pflegemodell

Qualität der Versorgung

Qualitätsverbesserung

Beratung und Ressourcen

Autonomie

Gemeinde und Gesundheitseinrichtung

Pflegende als Lehrer

Image der Pflege

Interdisziplinäre Beziehungen

Professionelle Entwicklung

Tab. 1

Literaturverzeichnis

Barmer, 2022. *BMG legt Eckpunkte für erste Reformen im Krankenhausbereich vor*, Berlin: Barmer Abteilung für Politik.

Becker, M., 2013. *Personalentwicklung: Bildung, Förderung und Organisationsentwicklung in Theorie und Praxis*. 6. überarbeitete Auflage Hrsg. Stutgart: Schäffer-Poeschel Verlag.

BMG, 2023. *Bundesministerium für Gesundheit*. [Online] Available at: https://www.https//www.bibliomed-pflege.de/news/29490-anziehende-klinikenbundesgesundheitsministerium.de/ministerium/aufgaben-und-organisation/aufgaben.html [Zugriff am 02 März 2023].

BMG, 2023. *Bundesministerium für Gesundheit*. [Online] Available at: https://www.bundesgesundheitsministerium.de/themen/krankenhaus/krankenhausreform#:~:text=Bund%20und%20L%C3%A4nder%20haben%20sich,Eckpunkte%20f%C3%BCr%20die%20Krankenhaus reform%20geeinigt.&text=Mit%20der%20Krankenhausreform%20werden%20drei,sowie%20die%20En [Zugriff am 10 März 2024].

DGKJ, 2023. *DGKJ zum problematischen Umgang der Gesundheitspolitik mit der Kinder- und Jugendmedizin*, berlin: DGKJ.

Gaßmann, A., 2019. *Personalentwicklung in der Pflege*, Mosbach: n.s..

Giannitsis, E. & et .al., 2020. *Der Kardiologe*. [Online] Available at: https://leitlinien.dgk.org/files/2020_kriterien_cpu_update_ow_.pdf [Zugriff am 05 März 2024].

Hartung, S., Dieterich, A. & Rosenbrock, R., 2020. *BZgA-Leitbegriffe Gesundheitspolitik*. [Online] Available at: https://leitbegriffe.bzga.de/alphabetisches-verzeichnis/gesundheitspolitik/ [Zugriff am 10 Januar 2024].

Hilgarth, M., 2021. *Magnet sein als Krankenhaus*, Wien: Fachhochschule FH.

Loer, K., 2022. *Gesundheitspolitik*. 1. Auflage Hrsg. Wiesbaden: Springer.

Lutterbey, K. & Kocks, A., 2016. Das Konzept Magnetkrankenhaus wirkt auch bei den Kleinsten. *JuKiP*, April, pp. 162-166.

Pelz, W., 2016. *Transformationale Führung- Forschungsstand und Umsetzung in der Praxis*, Wiesbaden: Springer .

Rieken, M., Ewig, M. & Behrens, e. a., 2019. *Rahmenkonzept Personalentwicklung Universität Vechta*, Vechta: Universität Vechta.

Rodeck, B., 2023. *Kliniken für Kinder- und Jugendmedizin und die Krankenhausreform*, New York: Thieme.

Rudolph, D., 2022. *Das Modell der Magnetkrankenhäuser*, Saarland: Medizinische Fakultät der Universität des Saarlandes.

Staneker, C., 2011. *Strategien der Personalentwicklung in Zeiten des Pflegenotstands,* Esslingen: Hochschule Esslingen .

Teschl, T., 2023. *Führung der Generation Y: Eine Betrachtung des transformationalen Führungsstils,* Graz: Universität Graz.